DE
L'HYGIÈNE
ALIMENTAIRE

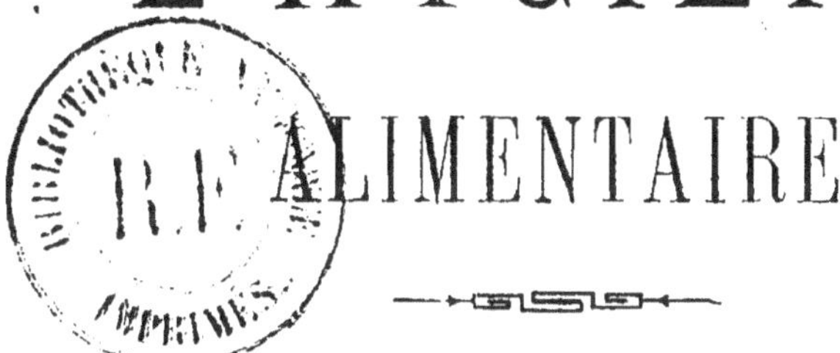

CONFÉRENCE POPULAIRE

PAR LE

Docteur A. JOB

LE DIMANCHE 16 JANVIER 1881

A LUNÉVILLE

LUNÉVILLE

IMPRIMERIE NOUVELLE

6, rue de Lorraine, 6

HYGIÈNE ALIMENTAIRE

Mesdames, Messieurs,

Se nourrir, se loger, se vêtir, ce sont les trois choses de première nécessité qui s'imposent à l'homme pour le bon entretien et la conservation de son existence. L'an dernier, veuillez bien vous le rappeler, je vous ai entretenus du vêtement; je désire aujourd'hui vous parler de notre nourriture. Je ne dis pas de l'Hygiène alimentaire, bien que mon sujet ait été annoncé sous ce titre, parce que cette dénomination, Hygiène alimentaire, impliquerait l'idée d'une étude complète qui ne saurait tenir dans le cadre restreint d'une Conférence.

De toutes les questions d'Hygiène, l'alimentation, par son importance, occupe le premier rang, et nécessite par conséquent les développements les plus étendus. Mais dans cette causerie, à bâtons rompus, je me bornerai à vous présenter quelques considérations sur les aliments en général, à examiner plus spécialement les substances en nature ou préparées qui entrent dans la consommation de chaque jour, et composent ce qu'on appelle l'ordinaire ; chemin faisant, j'indiquerai les préceptes principaux qui règlent l'usage méthodique et raisonné des aliments, c'est-à-dire le régime.

Il y a bien, en Hygiène classique, deux sortes de régime : l'un qui concerne les malades, les convalescents ; on dit d'une personne en traitement, elle suit un régime. Mais de celui-là il ne sera pas question, c'est l'affaire du médecin. Le régime qui nous occupera est celui des gens bien portants, et je me plais à croire que vous êtes tous en bonne santé.

Si d'ailleurs vous jouissez de ce grand bien, la santé, c'est parce que, même sans vous en rendre compte et presque à votre insu, vous vous êtes créé une manière de vous nourrir. Les habitudes du milieu, dans lequel vous vivez, ont déjà préparé le choix de vos aliments ; de ceux-ci vous ne prenez que la quantité qui convient à votre appétit, à votre goût ; vous mangez à heure fixe autant que possible, c'est là votre régime. Et parfois, vous ne l'ignorez pas, on paie chèrement le moindre écart.

Avant d'étudier la composition et la distribution de nos repas, j'aurais voulu esquisser rapi-

dement cette portion de la machine humaine
qui est destinée à recevoir les aliments, à les
élaborer, à les transformer pour le but final, la
nutrition. On ne remet pas aux mains d'un mé-
canicien, une locomotive, du charbon et de
l'eau, avant de lui avoir appris le fonctionnement des appareils et les propriétés des maté-
riaux qu'on lui confie. Mais le temps est court,
et je ne puis qu'engager les personnes d'entre
vous, les jeunes gens surtout, qui n'ont jamais
bien su ou ont oublié les leçons d'histoire naturelle qui traitent de l'appareil digestif, je ne
puis que les engager à demander à notre Bibliothèque populaire le volume de M. Figuier,
Connais-toi toi-même, et les deux livres de
M. Macé, l'*Histoire d'une bouchée de pain*, et
les *Serviteurs de l'estomac*, pour ne citer que
les principaux.

Et maintenant qu'est-ce qu'un aliment ?

On peut appeler ainsi toute substance capable
de nourrir, c'est-à-dire d'entretenir, de réparer
et d'accroître notre organisme. Mais pour être
vraiment digne de ce nom, il faut aussi que
cette substance possède des qualités d'odeur et
de saveur qui excitent le désir et l'appétit.

Par le fonctionnement des organes, par la
production de travail et de chaleur, le corps
fait sans cesse des dépenses, et, vous le savez,
pour pouvoir dépenser, il faut avoir reçu. Les
aliments sont nos recettes. Donc il faut manger

pour vivre. La proposition inverse fait la honte des gourmands, viveurs de profession.

Tout aliment renferme deux parties, l'une inutilisable, qui sera rejetée par des voies spéciales ; l'autre seule importante sera assimilée après qu'elle aura été métamorphosée complètement par les sucs digestifs. La lecture des ouvrages que je citais tout à l'heure, je tiens à le répéter parce que nos Conférences ont précisément pour but de signaler à votre attention les ouvrages utiles, cette lecture, dis-je, vous rappellera ou vous apprendra comment un morceau de pain, une parcelle de viande, se transforment en parties substantielles du sang, lequel doit fournir à son tour, à tous les organes, les éléments de leur réparation incessante.

Une substance est d'autant plus nutritive qu'elle se rapproche plus de la composition du sang, et le lait, le pain, la viande jouissent d'un pouvoir nutritif puissant parce qu'ils contiennent les principes du sang tels que :...... je m'abstiens de les nommer, pour ne pas charger votre mémoire de noms scientifiques que je n'aurais pas le temps d'expliquer. Mais je vous prie de ne pas me croire sur parole, et encore une fois je vous renvoie à mes auteurs.

Le sang lui-même serait donc éminemment réparateur ? En effet, et c'est pourquoi on l'a conseillé à certains anémiques dont les forces devaient être rapidement relevées. Dans ce cas, le sang doit être bu, à l'abattoir, crû, au moment où il sort des vaisseaux de l'animal, avant sa coagulation. Le sang se corrompt aisément : l'eût-on en quantité suffisante, pour le conserver il faudrait le faire cuire, et, n'est-ce pas, votre estomac se fatiguerait bien vite de ne recevoir que du boudin. Au lieu du sang, cette chair coulante, nous mangeons des viandes, plus ou moins saignantes.

Et qu'est-ce que ce bifteck, cette côtelette, ce bouilli que vous avez mangé tout à l'heure ? De l'herbe, du grain, des racines. Ce sont bien les principes essentiels de ces végétaux, albumine, fibrine, caséine, ces noms m'échappent, qui se retrouvent, et sous le même nom, dans la chair du bœuf, du mouton, etc. L'animal n'est que la machine qui a servi à extraire les sucs de ces plantes, à les condenser pour notre usage. J'insiste sur ce point pour vous faire remarquer, qu'au point de vue de leur composition chimique, il y a une grande analogie entre un gigot et une botte de foin. Les plantes qui nourrissent l'herbivore renferment véritablement le sang, qui n'a pas d'autre origine. Et ne vous en étonnez pas, on rencontre bien dans l'amande du cacao les éléments de la graisse de bœuf, et dans l'huile d'olive ceux de la graisse humaine, c'est peut-être ce qui en fait la qualité !

Nous venons de voir que dans les substances animales et végétales il existe des principes nutritifs communs. Il y a de plus un élément

spécial qui abonde dans les unes et qui manque
ou se trouve en minime quantité dans les autres,
et c'est sur la présence ou l'absence de cet élément qu'est basée la division des aliments en
deux catégories.

Comment les divise-t-on ? Dans l'usage domes-
tique, il y a le gras et le maigre, mais c'est là
une distinction mal définie, et à certains jours
bien subtile ; l'Hygiène ne se contente pas d'une
classification élastique.

Vous connaissez au moins de nom l'azote, ce
gaz qui entre dans la composition de l'air atmos-
phérique. En analysant les substances alimentaires, la chimie a reconnu que les unes contiennent de l'azote en grande quantité et que
cet azote sert à réparer la trame des organes
détruits par l'usage. Elle a démontré ensuite que
les autres sont privées d'azote, inaptes par conséquent à réparer nos tissus, et servent exclu-
sivement à entretenir la respiration et à produire la chaleur animale. De là cette division :
1° Aliments azotés qu'on appelle encore plas-
tiques, c'est-à-dire capables de former ; 2° Aliments non azotés ou respiratoires.

Le règne animal fournit les aliments plas-
tiques presque en totalité : les aliments respiratoires sont plutôt tirés du règne végétal. Le blé
qui appartient à cette dernière catégorie se
rapproche de la première parce qu'il contient
de l'azote en assez grande quantité ; la viande

de son côté se rapproche de l'aliment respiratoire quand elle est grasse. Mais la vie serait
misérable et finirait par s'éteindre si l'homme
se nourrissait des aliments d'une classe à l'exclusion de ceux de l'autre classe, et c'est pourquoi, dans notre régime, nous associons les
substances animales avec les substances végétales, le pain avec la viande.

Croiriez-vous qu'il existe à l'étranger, menaçant même de s'introduire en France, une
secte d'individus qui ont entrepris une véritable croisade contre l'usage de la viande, et
ne se nourrissent absolument que de végétaux,
d'où leur nom, les Végétariens? L'idée n'est
pas nouvelle, elle date de Pythagore. Les
Membres de la Société protectrice des animaux
trouveraient là de puissants auxiliaires, mais
je doute qu'eux-mêmes suivent cet exemple et
s'interdisent une entre-côte cuite à point.

La disposition des dents, l'ensemble des
organes digestifs, l'appétence naturelle pour
la viande, sont autant de preuves que l'homme
est carnivore autant qu'herbivore.

L'observation a démontré d'une façon irréfutable que le régime de la viande donnait à
l'ouvrier des villes une supériorité physique
sur le campagnard qui n'en mange pas ou peu.
Le chef d'une usine de Charenton, qui occupait
des ouvriers anglais et français, avait été
frappé de l'infériorité de ces derniers, en tant

que production du travail. Il s'informa de leur
alimentation, et apprit que les ouvriers anglais
consommaient deux fois plus de viande que
leurs voisins. La ration des ouvriers français
fut doublée, et le travail, au bout d'un certain
temps, était parfaitement équilibré.

Dans les conseils de révision, nos médecins
de l'armée reconnaissent facilement les sujets
qui ont fait un usage suffisant de la viande,
par la fermeté des muscles comparée à la mol-
lesse des chairs des sujets qui en sont privés.

Devant ces faits et tant d'autres que je
pourrais citer, qu'auraient à répondre MM. les
Végétariens ?

Le lait et l'œuf font exception dans la classification que nous avons tracée tout à l'heure ;
ils jouissent tous deux, séparément bien entendu, de la propriété à la fois plastique et respiratoire, et l'usage exclusif de l'un d'eux
suffirait à l'entretien de la vie. On les appelle
aliments complets.

Enfin, pour ne rien omettre, je mentionnerai
encore la classe des aliments d'origine minérale
ou inorganique; l'eau, le sel de cuisine, etc.,
qui sont nécessaires, bien qu'ils traversent l'organisme sans subir de modification chimique
notable.

La chimie, qui a déterminé la nature et le poids des principes nutritifs de nos aliments, a calculé aussi, mathématiquement, la quantité de ces principes qui est nécessaire, chaque jour, à l'entretien de la vie d'un travailleur. Le chiffre des dépenses et celui des recettes étant connu, il semble que, pour équilibrer le budget, il suffise de découvrir une combinaison qui renfermerait les éléments indispensables, et nous n'aurions plus besoin de prendre d'autre nourriture que celle-là, ce serait très commode.

Mais ce corps, l'eût-on trouvé, ne serait qu'un fort mauvais aliment, et pas même un aliment. Si, ce soir, à souper, on vous servait ici une tranche de filet de bœuf, et à côté de petits fragments de houille et de divers sels dont le mélange représenterait exactement les équivalents chimiques du morceau voisin, je ne vous demande pas lequel des plats vous choisiriez. L'aliment, je l'ai dit dans sa définition, doit plaire au goût, à l'odorat et exciter l'appétit.

Ce n'est pas tout, une substance d'un petit volume et facilement absorbée, comme le serait la combinaison dont on a rêvé la poursuite, ne saurait contenter l'estomac. Celui-ci n'est pas une poche inerte, mais un réceptacle mouvant qui a besoin d'exercer fréquemment son activité, et le repos trop absolu lui est aussi pré-

judiciable que l'excès de fatigue, n'en déplaise
à M. Tanner, l'original, pour ne pas dire plus.

Quelle est la quantité de matières alimen-
mentaires que doit consommer, par jour, un
sujet bien portant? C'est là une moyenne qu'il
est difficile de fixer, même approximativement,
car, pour l'établir, il faut tenir compte à la fois
de l'âge, du sexe, du travail, de la saison et de
la constitution propre de chaque individu. Les
jeunes gens mangent plus que les vieillards,
l'homme plus que la femme, le travailleur plus
que l'homme oisif (pas toujours), on mange
plus en hiver qu'en été, etc. On a pourtant
calculé la ration normale d'un adulte, et celle
du soldat ne s'en éloigne guère, elle se décom-
pose ainsi : Pain, 1 kilogramme ; légumes,
200 grammes ; viande fraiche, 125 grammes.

Les aliments sont digérés plus ou moins
vite et on appelle digestibilité leur aptitude plus
ou moins grande à se laisser dissoudre dans les
liquides de l'estomac.

Dans les livres de physiologie et d'hygiène
vous trouverez un tableau classant les aliments
d'après la durée de leur séjour dans l'estomac.
Ce tableau a été dressé par un médecin américain, d'origine française, Beaumont, après une
série d'expériences faites sur un Canadien. Ce
dernier, pendant un combat, en 1825, reçut un
coup de feu dans la région de l'estomac ; il guérit

incomplètement de sa blessure, et conserva une ouverture, une fistule, sorte de fenêtre improvisée que le médecin ouvrait et fermait à volonté avec un tampon, et par laquelle il observait ce qui se passait à l'intérieur. Si l'homme à la fourchette, vous vous rappelez l'histoire de ce commis du magasin le *Printemps* qui avait avalé une fourchette, si ce jeune homme n'avait tout à fait guéri de la terrible opération qu'il dut subir, son chirurgien, le professeur Labbé, eût sans doute continué et corroboré les expériences du médecin américain.

En jetant un coup d'œil sur les tables de Beaumont vous ferez d'intéressantes remarques. Ainsi, c'est le porc qui est en tête et en queue de la liste. Le pied de cochon mariné et bouilli se digère en une heure ; la viande entrelardée et rôtie du même animal séjourne dans l'estomac 5 heures et 15 minutes ; le bifteck grillé, 3 h. ; la salade de chou, 2 h. ; le veau frais et frit, 4 h. 30 m. Je choisis ces exemples avec intention, parce que les aliments que je cite ne sont pas tout à fait, d'après le tableau, en rapport avec la réputation qu'on leur a faite.

Toutefois, il ne faut pas accorder à cette classification une confiance absolue, et quand vous irez dîner en ville gardez-vous bien d'emporter et de consulter les tables de Beaumont. Dans le problème de la digestion, il y a deux facteurs, l'aliment avec sa valeur intrinsèque qui ne varie pas, mais il y a aussi l'estomac dont le rapport

est des plus mobiles. Saint-Martin, c'est le nom
du Canadien, avait ses facultés digestives parti-
culières à lui ; mais vous, vous n'êtes pas Cana-
diens, et vous ne vous appelez pas Saint-Martin.
Vous êtes Pierre, Paul, Jacques et vous avez
chacun un estomac qui peut revendiquer son
autonomie physiologique.

Il y a plus, votre marmite individuelle, on a
comparé l'estomac a une marmite, ne fonctionne
peut-être pas aujourd'hui comme hier ; elle a
ses tolérances, ses caprices même, et tel estomac qui passait habituellement pour broyer des
cailloux se met un jour en révolte contre une
bouchée de pâté de foie gras.

Aussi, à moins que vous ne soyez souffrants,
ne demandez jamais ni aux tables de Beaumont,
ni à celui que vous avez fait le guide de votre
santé, ne demandez pas si vous digérerez tel ou
tel aliment. Faites-en l'essai en tenant compte de
vos habitudes, de votre expérience, de vos dispositions du moment et l'épreuve vous rensei-
gnera mieux que le meilleur des médecins.

Ce n'est généralement pas à propos des aliments du régime ordinaire qu'on se trouve
embarrassé, on a son opinion faite ; c'est plutôt
en présence d'un mets nouveau, inconnu, ou
devant la carte d'un menu chargé. Oh ! pesez
alors toutes les circonstances passées, pré-
sentes et futures : Quelle heure est-il ? Est-ce
le matin ? Est-ce le soir ? Ai-je encore faim ?

Qu'ai-je déjà mangé ? Il y a là encore un plat
qui me fait envie. Me promènerai-je après le
repas, ou sera-t-il temps de me coucher ? Quand
vous aurez répondu à ce petit dialogue intime,
vous accepterez ou vous refuserez.

De toutes les circonstances indépendantes de
l'aliment lui-même, qui peuvent exercer leur
influence sur sa digestibilité et par conséquent
sur la digestion tout entière, la plus favorable,
c'est l'exercice modéré. J'ai entendu, plus d'une
fois, des ouvriers se plaindre de la distance
qui sépare leur habitation de l'atelier. Puissent-
ils comprendre qu'au point de vue de l'hygiène,
la marche, en allant chez eux à midi, est un
moyen de transition entre le travail pénible et
le repas, et, réciproquement, la marche au
retour, est un moyen de transition entre le
dîner et les fatigues du métier. Les cités ou-
vrières ne doivent pas être trop rapprochées
des usines.

Une promenade favorise la digestion, le
repos absolu l'enraye, le sommeil trop rap-
proché du repas la trouble.

Il est des aliments qui passent, avec raison,
pour être indigestes : les corps gras, les pois-
sons huileux, les champignons, le melon ; il y
a aussi les moules, le homard, les salmis, les
pâtés de foies, etc.; mais ils auraient mauvaise
grâce à s'en plaindre, ceux qui ont le privilège
d'en pouvoir faire les frais.

En comparant entr'eux les aliments les plus habituels, on peut indiquer d'une manière générale leur degré relatif de digestibilité, de la manière suivante : Les viandes colorées sont moins digestibles que les viandes blanches. La viande de porc est la plus indigeste de toutes. Les salaisons, la charcuterie, les conserves sont moins digestibles que les substances fraîches dont elles sont faites. Les œufs peu cuits et le laitage sont plus digestibles que les viandes blanches. Les légumes féculents sont les plus digestibles. Le pain frais est plus lourd que le pain rassis. Les fruits sont d'une digestion facile. Mais j'aurai sans doute occasion de revenir sur quelques-unes de ces préparations.

Ce mot préparations, je l'emploie à dessein. Avant d'être introduits dans notre économie, les aliments, tels que nous les offre la nature, ont besoin d'être préparés, c'est-à-dire de subir des modifications profondes qui les rendent plus odorantes, plus sapides, plus digestibles et même plus propres à la conservation. Ces modifications s'obtiennent par divers procédés dont le principal est la cuisson.

Cuire, bouillir, rôtir, saler, mariner et fumer, vous savez mieux que moi, Mesdames, ce que valent ces mots, et si j'avais le loisir de m'y arrêter, vous seriez en droit de me demander sur quels titres j'appuie ces prétentions au Cordon bleu. Je parle de votre cuisine, comme un amateur apprécie la valeur de tableaux, sans avoir jamais tenu la palette.

Le croiriez-vous, Mesdames ? Il est des esprits chagrins, il y en aura toujours, qui prétendent que vous vous appliquez trop à la recherche de plats composites et que vous ne mettez pas assez de soins à la préparation des mets plus usuels. D'autres, plus mécontents encore, vous reprochent de confier la chose la plus importante de l'existence, la préparation des aliments, à des domestiques sans expérience, sans instruction ni théorique, ni pratique. Si on ne remédie à cet état de choses, disent-ils, si l'art culinaire n'est enseigné dans des cours spéciaux, comme en Angleterre, en Suisse, en Amérique, et si plus tard ces leçons ne sont mises en pratique, les jeunes filles ne deviendront que l'agrément oisif des futurs ménages.

Un des plus acharnés dans cette guerre déclarée à l'ignorance en matière de cuisine, un médecin, un gourmand par conséquent, le docteur Guillaume décrit dans une publication récente une petite scène d'intérieur prise sur le vif : La jeune femme est le moins du monde initiée à l'art culinaire. Pendant la lune de miel, le mari trouve un certain charme dans cette inexpérience, dans cette naïveté ! Mais l'indulgence n'est pas inépuisable, et au bout de quelques mois il se montre irritable. Un jour, le rôti est brûlé, les légumes sont mal cuits, et

il y a un invité ! L'orage éclate. — Le critique
de la brochure du docteur Guillaume donne tort
au mari, mais il ajoute : Quand aurons-nous des
belles-mères responsables et passibles de dom-
mages-intérêts ? (Applaudissements).

L'article premier de la loi sur l'enseignement
primaire se termine ainsi : pour les garçons,
exercices militaires ; pour les filles, *travaux
à l'aiguille ;* on aurait pu y ajouter, *et du
ménage.*

Mesdames, je ne serais pas sorti de mon rôle,
si avant de vous parler de vos préparations,
j'étais allé faire avec vous un petit voyage
autour de votre cuisine, c'est-à-dire dans la pièce
qui vous sert de laboratoire. Nous y aurions
rencontré le sel, nécessaire aux liquides de
l'économie et qui rend digestibles une foule
d'aliments qui ne passeraient pas sans lui ; et,
à côté, son allié, le poivre, qui stimule l'estomac
en présence d'aliments lourds ; l'huile, dont la
fadeur est relevée par l'acidité de son associé,
le vinaigre ; la moutarde, qui exerce son action
aussi sur le goût ; le clou de girofle, l'oignon et
ses congénères, ail, poireau, fines herbes, etc.
Et je vous aurais demandé : Votre eau est-elle
bonne ? Est-elle potable ? Ces vases, ces usten-
siles de plomb, de cuivre, sont-ils propres et ne
contiennent-ils quelque substance toxique ? Ces
champignons que vous avez achetés au marché
sont-ils de bon aloi ? Est-ce bien du persil et

non de la ciguë que vous avez rapporté du jardin ?

Nous serions même descendus à la cave pour constater que votre vin n'est pas altéré, qu'il est fait de jus de raisin, sans fuchsine et sans bois de campêche.

Toutes ces questions sont du domaine de l'hygiène alimentaire, mais je ne puis que les indiquer, car il me tarde d'arriver à l'examen des substances qui composent notre régime de tous les jours.

A tout seigneur, tout honneur. Je commence par le lait, le doux breuvage qui, le premier, mouille nos lèvres. C'est sans contredit, avec le pain, le plus usuel et le plus important des aliments. Il répare, il accroît tous les tissus, les muscles, les os, les cheveux etc. Voici un nouveau-né qui pèse 3 kilog. et dont le poids est doublé au bout de quelques mois bien qu'il n'ait pris d'autre nourriture que le lait de sa mère ; il y puise même des sels capables de donner naissance à un produit nouveau, de belles petites dents plus blanches que le lait lui-même.

Il m'en coûte de ne pouvoir vous entretenir un peu longuement de la supériorité du lait de la femme dans la nourriture des petits enfants. L'allaitement maternel, voilà un sujet de conférence à méditer en ces temps d'élevage au bi-

beron et de sevrage anticipé ! Mais aujourd'hui
la question est trop vaste et n'intéresserait
qu'une partie de mon bienveillant auditoire.

Le seul lait qu'on consomme dans notre ville
provient de la vache ; c'est un lait gras, par le
beurre, et par conséquent trop lourd pour l'estomac du nouveau-né. Aussi, dans leur régime,
est-il prudent de l'additionner d'une proportion
d'eau qui varie avec l'âge. Y ajouter de l'eau !
à moins qu'une main coupable n'ait déjà.....
mais c'est l'exception sans doute, et je veux
être le dernier à médire de ces braves femmes
de la campagne qui, tous les jours, de grand
matin, quel que soit le temps, pendant que nous
nous prélassons dans un lit bien chaud, nous
apportent la subsistance du premier repas. Si
leur bonne foi pouvait être suspectée, je croirais
moins à une addition qu'à une soustraction, du
dessus du pot, mais encore une fois, je suis ici
pour ne parler en mal de personne.

Le lait cru, non bouilli, entre peu dans la
consommation ; l'usage en serait plus répandu
si on pouvait le puiser directement à la ma-
melle, car alors il possède le *summum* de ses
propriétés digestibles et restauratrices. Le lait
bouilli, chaud ou froid, a besoin d'être relevé
par le sucre pour être bien digéré. Dans la
soupe au lait, le sel tient lieu de sucre.

Dans plusieurs ménages, j'ai vu faire cuire le
matin la provision de lait du lendemain, sans

doute, parce que la laitière n'arrive pas assez à temps pour pourvoir au déjeûner du jour même. C'est une pratique fâcheuse, au moins en hiver; l'action du feu fait subir au lait un commencement d'altération chimique, qui se continue jusqu'à l'heure de l'employer, et s'aggrave encore par une deuxième cuisson. Mieux vaudrait descendre à la cave et placer le vase dans un récipient d'eau froide. En été, cette précaution peut ne pas suffire, car le lait tourne facilement à l'aigre, surtout quand le temps est à l'orage.

Une opinion très accréditée est celle qui accuse le lait de produire des vers chez les enfants. Accusation fausse, comme l'a démontré M. Davaine, un savant, qui a ouvert la voie aux travaux dans lesquels s'est illustré M. Pasteur, que vous connaissez mieux. C'est par l'eau non filtrée, et non par le lait, que sont introduits les œufs qui donnent naissance aux vers intestinaux.

Depuis deux ou trois ans, chaque printemps nous ramène, avec les hirondelles, une troupe de nourrices ambulantes qui parcourent nos rues, le matin et le soir. Je me suis demandé à quel besoin répondait cette visite que personne, sans doute, n'a provoquée. Le nourrisseur de chèvres, avant d'entreprendre un long voyage, à grands frais, a dû compter sur une clientèle. Si les clients sont des malades, c'est bien, et je n'ai pas à examiner ce côté de la question. Au point de vue purement alimentaire, ces chèvres donnent un lait de première qualité, parce qu'elles passent toute la journée à l'air libre, et qu'elles broutent l'herbe fraîche à une époque où les vaches laitières ne sont pas encore conduites au pâturage. Je pense aussi, qu'au renouvellement de la saison, une sorte de cure au lait de traite peut encore exercer une action favorable sur les organes digestifs ; c'est un moyen de transition entre la nourriture animalisée de l'hiver, et celle plus végétale de la belle saison. Dans tous les cas, un lait de chèvre est lourd, parce qu'il est riche en beurre ; on doit le prendre le matin et non le soir, ou en petite quantité. Rappelez-vous cet adage, en faisant la part de l'exagération inhérente à tout proverbe : Le lait ou le laitage, est d'or le matin, d'argent à midi, et de plomb le soir.

La crème, le beurre, les fromages, tous ces dérivés du lait présenteraient un grand intérêt, mais je ne puis que les nommer.

Un autre aliment complet, c'est l'œuf, qui nourrit sous un petit volume. Si j'avais à vous apprendre les effets de la cuisson sur les aliments, et les conséquences qui en résultent au point de vue de leur digestibilité, je ne trouverais pas d'exemple plus propre, à ma démonstration, que l'œuf. A la coque, il est léger, parce l'albumine, le blanc, est encore à l'état laiteux ; cuit dur, il devient lourd, parce que l'albumine coagulée se dissout difficilement dans les liquides de l'estomac. Le jaune, bien battu dans

l'albumine, empêche sa coagulation en masse ;
aussi, le mélange de l'œuf brouillé, et l'omelette
bien liée, sont-ils plus digestibles que l'œuf dit
sur le plat. Que l'œuf soit un mets par lui-
même, ou qu'il intervienne comme condiment
dans diverses préparations culinaires, c'est une
nourriture réparatrice par excellence.

Que vous dirai-je du pain, l'aliment indispensable, inséparable de tout repas ? Hélas aussi,
trop souvent constituant par lui seul le repas
tout entier ! Tout le monde aime le pain, et les
goûts ne diffèrent que sur sa coloration, sa fraî-
cheur et le degré de cuisson. Le meilleur, c'est-
à-dire le plus digestible et le plus nutritif, se
fait avec la farine de blé. Le pain de seigle est
moins nourrissant et plus lourd ; par sa composition et ses effets, il a quelque lien de parenté
avec le pain d'épice. Le pain frais est plus lourd
que rassis, etc.; vous savez cela, et je ne m'y
arrête pas.

Je préfère attirer votre attention sur un point
de physiologie alimentaire d'une importance
capitale. Il s'agit de l'action chimique exercée
par la salive de la bouche sur le pain, qui se
compose d'amidon en grande partie, et de
gluten, substance azotée qui en fait le prix.
Faites l'expérience suivante : Mâchez un instant
une parcelle de pain, ou mieux d'amidon, et, en
moins d'une minute, vous constaterez que le
goût fade est remplacé par une saveur sucrée.
Que s'est-il donc passé ? L'amidon ou fécule, au

contact de la salive s'est transformé en sucre, et cette métamorphose est due à un principe particulier, la diastase, ferment qui existe dans cette salive. Et en quoi cette tranformation est-elle nécessaire ? L'amidon est à peu près insoluble, et il traverserait sans profit tout le tube digestif, entraînant même le précieux gluten emprisonné, si le levain de la salive ne venait le transformer en sucre, substance soluble et par conséquent assimilable. Plus la masse de pain, ou de produits similaires, est mise en contact avec la salive, plus complète est la transformation, de sorte que toute la masse alimentaire est utilisée.

Pour que la salive afflue dans la bouche, et qu'elle se mêle intimement avec l'aliment, il n'est qu'un moyen ; Ne déglutir ou n'avaler qu'après avoir bien divisé, broyé, ce qui s'appelle mastiquer. C'est pour cet office que sont faites les dents, et quand on n'en a plus, et que la dépense est possible, on en achète. Que de mauvaises digestions et de maladies d'estomac ne reconnaissent d'autre cause qu'une mastication insuffisante ! Un appareil dentaire, qui permet de bien digérer, un râtelier n'est pas plus un objet de luxe que la paire de lunettes qu'on met sur le nez pour lire son journal.

Que n'ai-je le temps de vous parler des légumes, et en première ligne, des pois, des fèves, des lentilles ! Riches en fécule, en sels divers, même en albumine, par leur digestibilité et leur pouvoir nutritif, ils tiennent le milieu entre le pain et la viande. Ils sont la consolation du pauvre, auquel la viande est si rarement et si parcimonieusement départie. Messieurs, les haricots qu'on vous servait au collège, méritent mieux qu'un mauvais souvenir.

La pomme de terre a une valeur nutritive moins grande, mais on y remédie par quelques bribes de graisse. Réjouissante sous une enveloppe dorée, savoureuse même sous sa simple robe ..... de chambre, la pomme de terre revêt des formes variées, se prête à toutes sortes de combinaisons, de sorte que sans fatiguer le goût, elle peut, comme le pain, reparaitre sur nos tables tous les jours, et même deux fois par jour. Et l'on peut en manger sans réserve, à moins qu'on ait à se défendre contre l'envahissement d'un embonpoint excessif.

Le chou rafraîchissant, les salades que l'habitude ne sépare pas du rôti, méritent de n'être pas oubliés, puisque de toute la luxuriante végétation de nos jardins, ce sont les seuls échantillons vivaces que nous laisse l'hiver.

Il est quelques préparations dont la valeur est souvent discutée, bien que l'usage en soit quotidien : examinons les plus importantes.

Nous prendrons d'abord le café au lait. Vous savez déjà ce que vaut le lait, et je regrette de ne pouvoir m'étendre sur les propriétés du café,

L'infusion de la graine torréfiée du caféier a
été appelée boisson intellectuelle, parce qu'elle
stimule doucement le cerveau, réveille la mémoire et l'imagination ; elle active la digestion,
et nourrit par elle-même ; c'est la boisson qui
modère le mieux la soif et relève les forces le
plus rapidement. Mais c'est précisément parce
que le café possède ce pouvoir d'excitation
générale, qu'il faut en user avec mesure, avec
opportunité. Le café convient plutôt aux sujets
mous ; il est au moins inutile, sinon dangereux,
pour les personnes nerveuses, irritables ; c'est
là une opinion fondée, dont il ne faudrait pas
faire une règle générale.

Pour démontrer combien diffère d'une personne à l'autre la tolérance pour certains aliments, et en même temps combien, chez le
même individu, est puissante l'habitude, il n'est
pas d'exemple plus frappant que la boisson de
café. Vous ne seriez pas étonnés d'entendre les
réponses suivantes faites à une maîtresse de
maison qui présente, le soir, à ses invités une
tasse de café : Je n'en prends pas, dit le premier,
je ne dormirais point. — Volontiers, répond le
second, le café ne m'empêche pas de dormir. —
Et le troisième, j'accepte de grand cœur, sans
café je ne saurais dormir.

Mais revenons à notre café au lait. Et d'abord,
est-ce bien du café au lait ? N'est-ce pas aussi
souvent et même plus souvent du lait au café ?
La question que je pose est le résultat de l'en-

quête à laquelle je me suis livré pour me faire
une opinion basée sur l'observation, car les
auteurs qui traitent ce sujet, ne nous disent pas
les doses des substances qui doivent entrer dans
cette préparation. Le proverbe : « il ne faut pas
discuter des goûts et des couleurs », est surtout
vrai pour le café au lait. Monsieur le prend peu
sucré, Madame le veut doux comme un sirop.
Celui-ci le préfère à peine teinté, celui-là brun
foncé. L'un le boit avec peu ou pas de pain,
l'autre dans sa tasse ferait tenir sa cuillère
debout. Un autre ne dédaigne pas une trempe
de beurre frais. Mais alors, les effets et le bénéfice d'un tel repas ne peuvent que varier suivant
la qualité et les quantités relatives des produits
employés. Avant de me demander si votre tasse
quotidienne vous est salutaire, dites-moi comment vous la préparez.

Quoi qu'il en soit, le café au lait est un
aliment réparateur par le lait et stimulant par
le café. Etant donné la capacité du bol que j'ai
vu employé dans la plupart des ménages, un
tiers au plus d'infusion de café bien faite, deux
tiers de lait, 15 à 20 grammes de sucre, repré-
senteraient, selon moi, les proportions conve-
nables du café au lait.

Et la chicorée, me direz-vous ? Le seul mérite
positif de la chicorée, est de colorer fortement
le mélange. Elle atténue, il est vrai, les propriétés excitantes du café ; mais il serait beaucoup plus simple de verser moins de café. La

chicorée n'est qu'un trompe l'œil, justiciable peut-être d'un des méfaits dont on a accusé le café au lait, je veux dire son effet trop laxatif.

« Le café au lait est d'un usage presque universel, présomption d'innocuité, écrit Michel Lévy. On l'accuse de causer des tremblements, des mouvements fébriles, de l'oppression, des palpitations, etc., etc. ; banales énonciations dont pas une ne repose sur l'observation exacte et régulière. »

M. Fonssagrives dit : « Le café au lait, dont les deux facteurs sont excellents, ne saurait avoir que les qualités d'un aliment bon, savoureux et réparateur. »

On peut pourtant se demander si les travailleurs qui commencent la journée de grand matin, et ils sont nombreux à Lunéville, trouvent dans une tasse de café au lait, une nourriture suffisante qui les soutienne jusqu'au repas de midi. Sur ce point j'interrogeais, l'autre jour, un brave ouvrier, bien connu de vous, et dont je pourrais citer le nom puisqu'il m'y a autorisé: « c'est comme si je ne mangeais rien, me répondit-il. Depuis quarante ans et plus de mariage je prends tous les jours le café au lait, puisque madame l'aime bien. » Il y a quelque chose de vrai dans cette petite méchanceté à l'adresse de sa femme qu'il me montrait en parlant. Mais si ce complaisant mari a suivi ce régime depuis si longtemps, c'est au moins une preuve qu'il l'a pu subir et il ne s'en trouve pas plus mal. Il est évident que le café au lait est pour la femme une nourriture de prédilection.

Et par quoi pourrait-on le remplacer? Quel autre aliment réunirait mieux ces avantageuses conditions : Bon marché, préparation chaude. rapide, unique pour tous les membres de la famille, conservation possible quand le repas n'est pas pris en commun? Quel autre ferait mieux le régal des petits enfants?

Le chocolat est un aliment très nourrissant, c'est incontestable, puisqu'il contient le quart de son poids d'une matière grasse, la moitié de son poids de sucre, et le quarantième de son poids de matières azotées. Mais, comme tout aliment gras, il faut le digérer, et, à ce point de vue, le café au lait lui est préférable. Tous les estomacs ne le supportent pas. Il a besoin d'être fortement relevé par le sucre, ainsi que fait le sel dans le bouillon gras. L'addition de lait ou de crème ajoute encore à sa valeur nutritive, mais cuit à l'eau il est plus digestible.

« On prend une once et demie par tasse qu'on fait dissoudre doucement dans l'eau à mesure qu'elle s'échauffe, en la remuant avec une spatule de bois ; on la fait bouillir un quart d'heure et on sert chaudement. » Telle est la recommandation magistrale de Brillat-Savarin. Mais, je le demande, les mères de famille ont-elles le temps de se livrer le matin à une opération aussi délicate ? Encore si, en retour des soins qu'elles apporteraient à cette préparation, le chocolat qu'elles emploient leur présentait les garanties d'un produit sincère. Mais de tous les aliments sophistiqués, et il y en a, nul ne l'est autant que le chocolat.

Les annonces à la quatrième page des journaux, les affiches sur tous les murs, les enveloppes séduisantes ne nous expliquent pas comment tant de millions de kilogr. de chocolat sont livrés, chaque année, au commerce, en France, lorsqu'il n'y entre que cinq millions de kilogr. de cacao. Le chocolat honnête, lui-même, n'échappe pas à la réclame, et rien ne nous répond de sa sincérité que son prix élevé et la bonne foi du fournisseur.

Le bon chocolat est cher parce que le chocolat est cher ; le mauvais chocolat est bon marché, parce que le cacao s'y trouve représenté par plus ou moins de graisse de veau parfumée d'ambre ou de vanille, triturée dans de l'amidon ou de la fécule de pommes de terre.

L'excessif bon marché n'est pas économie, ne l'oubliez jamais.

Et maintenant, si vous n'avez à compter ni avec les aptitudes matinales de votre estomac, ni avec le temps, ni avec votre bourse, prenez du chocolat au lieu du café au lait. Pour guider vos préférences, j'ajouterai : Le chocolat donne de l'embonpoint, le café donne de l'esprit, vous choisirez. Tous les deux servent de véhicule chaud et agréable au pain sec du matin.

C'est un avantage que ne présente pas le thé. Au reste, les personnes qui prennent le thé, à leur lever, cherchent moins dans cette boisson alimentaire un effet réparateur qu'une satisfaction accordée à l'estomac en attendant le déjeûner vrai, à la fourchette.

Quant à la tasse de thé qu'on sert dans les réunions élégantes du soir, ce serait une bonne chose si l'addition de gâteaux, de petits fours ne venaient en faire un repas véritable, supplémentaire, à l'heure où les fonctions digestives sont déjà en plein exercice.

Le sucre trouve ici sa place naturelle, puisqu'il est le condiment, l'associé indispensable des boissons alimentaires que nous venons d'examiner. Plusieurs questions se présentent. Le sucre est-il échauffant, comme l'on dit ? Oui, quand on en fait abus. Certains tempéraments se trouveraient mieux de l'usage de la cassonade. Le sucre favorise-t-il la digestion ? Oui encore, à dose modérée, quand l'estomac est dans son état normal et même quand il menace de s'embarrasser. L'excès de sucre produit un effet diamétralement opposé, et voilà pourquoi les petits enfants deviennent malades quand ils ont mangé trop de bonbons. Ce n'est pas une raison pour les en priver.

Le goût des sucreries est chez eux très marqué et presque universel, pourquoi? Herbert Spencer, dans l'*Éducation intellectuelle, morale et physique*, un livre de notre bibliothèque, que tout le monde devrait avoir lu, donne l'explication et les conseils qui suivent : « Quatre-vingt-dix-neuf personnes sur cent s'imaginent qu'il n'y a rien là qu'une sensualité du palais. Le sucre est une nourriture productive du calorique ainsi que les matières grasses. Or, comme celles-ci répugnent généralement aux enfants, l'organisme réclame davantage de sucre parce qu'il ne peut pas s'assimiler beaucoup de graisse. » Et plus loin, l'auteur ajoute que si chaque jour on ne contrariait pas chez l'enfant ce besoin instinctif du sucre, on ne l'exposerait pas aux indigestions. C'est le désir trop longtemps comprimé qui conduit aux excès. Aussi, quand l'occasion est favorable: « C'est un carnaval impromptu dû en partie à ce que la contrainte cesse, en partie à ce que l'enfant prévoit un carême prolongé. »

J'entends d'ici l'objection des mamans : Herbert Spencer a peut-être raison, mais il oublie que le sucre noircit et carie les dents des enfants. Si Herbert Spencer n'en parle pas, c'est qu'il n'y croit pas. Je dois avouer que je partageais l'opinion générale jusqu'à l'heure où, je lus, toujours dans un livre de notre bibliothèque, un petit traité d'hygiène, très bien fait, signé

Cruveilhier, je lus les lignes suivantes : « Le sucre vaut infiniment mieux que sa réputation ; il se digère aisément et enrichit le suc gastrique d'une substance, l'acide lactique qui aide à la dissolution des aliments. Loin de gâter les dents, entendez bien, loin de gâter les dents, il les fournit de chaux en dissolvant par l'acide lactique le phosphate de chaux des aliments, et il est utile à l'estomac parce que pris modérément il produit l'acide lactique. L'interdiction qui bannit le sucre du monde des enfants doit être levée. »

Mesdames et Messieurs, je ne regrette pas m'être laissé aller à vons entretenir un peu longuement d'une substance qui, bien à tort, semble n'être qu'un assaisonnement plus agréable qu'utile. Ces développements m'ont permis de vous donner un exemple des découvertes qu'on fait en lisant les ouvrages sérieux, utiles. Les erreurs, les préjugés ne résistent pas en présence de ces témoignages appuyés sur l'observation et les recherches des hommes de science.

Je ne regrette pas davantage vous avoir retenus trop longtemps à déjeûner, dût le dîner en être plus court, car du premier repas peuvent dépendre les bonnes ou mauvaises dispositions au travail de la journée.

Passons maintenant à la préparation du pot-au-feu.

Le bouillon est le produit liquide de la décoction lente de la viande dans l'eau. Il forme, sur nos tables, la base des potages gras. Son arôme

développé, dû à une substance, l'osmazôme, sa
forme liquide le rendent propre à faciliter l'in-
gestion d'aliments nourrissants mais dépourvus
de saveur, le riz, les fécules, les pâtes et même
le pain, avec lequel on trempe la soupe. Le bouillon compte des amateurs, des indifférents et
quelques ennemis, quoiqu'il n'ait jamais fait de
mal. C'est une des préparations qu'on discute, et
de part et d'autre, dans le camp de la défense
comme dans celui de l'accusation, on exagère.
Sans doute, il ne faut pas prêter au bouillon des
propriétés nutritives au delà de celles qu'il possède, mais il ne faut pas non plus le repousser
comme une vulgaire tisane.

Pris au commencement du repas, il provoque
la sécrétion du suc gastrique, de sorte que le
travail digestif est tout préparé lorsque la nourriture suivante plus compacte est reçue dans
l'estomac, et celle-ci y trouve un élément de
dissolution de plus. Le bouillon répond à un
besoin réel pour certaines personnes, sans parler
de la question d'économie qui permet de pré-
parer deux aliments avec une seule denrée.

Les propriétés sapides et nutritives du bouillon et du bœuf, sont en raison inverse : si le
potage est bon, le bouilli est médiocre ; si le
bouilli est savoureux, le potage ne l'est plus.
Puisqu'on met le pot-au-feu pour obtenir du
bouillon, c'est lui qui doit l'emporter en qualité ; une cuisinière habile sait rendre le bœuf
encore supportable.

Je le demande, dans quelle autre préparation
utiliserait-on mieux la plus grande partie du

bœuf, les os et la viande de vache avec laquelle
on fait la bonne soupe ? La culotte, la tranche,
le gite à la noix, il n'y en a pas pour tout le
monde, ni pour toutes les bourses.

Brillat-Savarin ne s'adressait sans doute pas
au monde des travailleurs, lorsqu'il raillait les
mangeurs de bouilli, cette viande sans son jus.

Triste exemple de la faiblesse humaine, et
que vous avez peut-être constaté comme moi, je
sais des personnes qui mettent un certain orgueil
à dire qu'elles n'aiment pas le bouilli ; et d'autres
qui croiraient déchoir si elles avouaient que
tous les jours elles ont le pot-au-feu. Le bouillon,
le bouilli, c'est... bourgeois.

Je le reconnais, si le premier est nourrissant,
le second ne l'est plus guère, mais le bénéfice
alimentaire de leur association est au moins
égal au bénéfice alimentaire de la même quantité de viande si elle était rôtie. L'homme qui
fait de grandes dépenses de force, trouve dans
la viande bouillie un élément de réparation
compensatrice au fur et à mesure des pertes qu'il
subit. Par la même raison, la soupe avec le lard,
la soupe à la graisse et aux choux, qui, selon
une expression vulgaire, tiennent au ventre,
soutiendront le travailleur plus longtemps que
ne ferait une portion de viande rôtie, d'une
valeur nutritive égale, mais qui serait plus rapidement digérée. C'est ainsi que, pour me servir
d'une comparaison dont je ne garantis pas l'exac-
titude, lorsque vous voulez rester, du matin au
soir, dans votre chambre convenablement chauf-

fée, vous vous gardez bien de faire brûler tout d'un coup la provision de combustible de la journée, après quoi la chambre surchauffée d'abord se refroidirait ; vous avez soin de ménager le bois ou la houille, pour entretenir une source de chaleur moins vive, mais pour la faire durer plus longtemps.

L'estomac pratique ce système d'épargne.

Je dois ajouter qu'en admettant comme vraie l'opinion toute personnelle que je viens d'exprimer, c'est à midi et non le soir que bouillon et bouilli doivent être consommés, c'est à dire au milieu de la journée, entre les deux périodes d'activité. Le soir venu, le besoin de réparation est moins urgent, le repos de la nuit est lui-même réparateur ; c'est le moment de choisir une nourriture de digestion plus facile, plus rapide, le rôti.

Les administrateurs de nos Fourneaux économiques l'ont bien compris. On y dîne à midi, on y soupe le soir ; or, dîner c'est faire le repas le plus substantiel de la journée. Et, puisque c'est le bouillon qui nous a conduits dans cet établissement, aujourd'hui si prospère, disons en passant que celui qu'on y prépare est bien digne de la réputation qu'on lui a faite.

Faire un bon pot-au-feu n'est pas chose transcendante et pourtant délicate. Le procédé opératoire, il n'y en a qu'un, est généralement connu, je le sais, puisque d'aimables ménagères que j'ai interrogées ont bien voulu répondre à

mes questions; mais je tiens aussi, de leur propre
aveu, qu'elles ne le mettent que rarement en
pratique. Pourquoi? Parce qu'elles ne se doutent
pas de l'importance des phénomènes physiques
et chimiques qui se passent tous les jours sous
leurs yeux. J'ai consulté aussi les auteurs d'une
grande autorité, *le Bon Cuisinier, la Cuisinière
Bourgeoise* et d'autres et je n'ai pu y découvrir
l'explication raisonnée de la formule qu'ils
recommandent. Ce serait pourtant chose très
intéressante à connaitre : Le pot de terre est
préférable à la marmite de métal, phénomène
physique de conductibilité et de conservation de
la chaleur. On plongera la viande dans l'eau
froide et non bouillante, action de la chaleur
sur l'albumine, dissolution ou coagulation,
phénomène chimique. Le vase ne sera ni décou-
vert, ni totalement fermé, le feu sera modéré,
perte de l'osmazôme, formation de vapeur d'eau
etc. Le sel favorise la montée de l'écume, action
chimique du sel sur l'albumine et le sang etc.
etc. Vous le voyez, Mesdames, c'est bien la
science qui préside à vos travaux culinaires.
Pour le rôti les prescriptions sont inverses et
s'expliquent d'elles-mêmes, puisque la viande
doit tout garder, ne rien perdre.

J'ai quelques mots à vous dire d'un bouillon
qu'on fabrique avec un produit que vous avez
peut-être déjà employé, ou que vous connaissez
au moins de nom : l'extrait de viande Liebig. Sa
valeur nutritive est nulle, et comme je ne veux
pas avancer une affirmation aussi grave sans
l'appuyer sur des preuves, je vous en indiquerai

la source. Je la trouve dans le traité de physiologie du docteur Mathias Duval, professeur de
la Faculté de médecine de Paris : « Des expériences sur les animaux tendraient non seulement à démontrer l'impuissance nutritive de cet
extrait, mais encore à lui attribuer une action
toxique quand il est pris à haute dose. Son
usage exclusif tuerait plus vite que l'inanition. »
Nous ne sommes pas tout à fait des animaux,
et d'ailleurs le bouillon Liebig n'a pas une saveur
assez agréable pour qu'on en abuse. Il ne nourrit
pas ; il excite seulement l'estomac par les sels
qu'il contient. En somme c'est une ressource qui
peut excuser la trop large extension, que donne
à son bouillon, une cuisinière surprise par
l'arrivée de convives inattendus.

Jusqu'à présent nous avons mangé, mais
vous l'avez remarqué sans doute, Mesdames et
Messieurs, nous avons mangé sans boire. C'est
un tort. Il est bon, il est nécessaire de prendre
une boisson au repas, surtout quand la nourriture est solide, consistante. La boisson humecte
les voies digestives, facilite les glissements et
entraîne dans l'estomac une quantité de salive ;
qui a son utilité. En dehors des repas, la boisson
simple, non alimentaire a pour but de restituer
au sang les masses d'eau qu'il a perdues par
différentes causes.

L'eau, fraîche, limpide, agréable répond à
ces besoins, et y suffit mieux que tout autre
liquide ; chose bizarre, on la dédaigne comme
tout bien dont on dispose à profusion, et qui ne
coûte rien,

Le vin, c'est autre chose, et on en veut si mauvais qu'il soit. L'hygiène serait-elle l'ennemie du vin ? Non, certes, elle accepte même une piquette naturelle, mais elle est implacable pour ces produits frelatés qui n'ont du vin, que le nom usurpé.

Bon nombre de gens qui ont dans leur cave des rangs serrés de bouteilles pleines, soigneusement étiquetées, décrètent sentencieusement, après boire, que le vin est délectable, mais qu'on peut s'en passer. L'hygiène conseille à ceux-là de s'appliquer d'abord leur judicieux raisonnement.

Le vin répare les forces, relève le courage, provoque un sentiment de gaité, ce n'est pas un mal, mais surtout il supplée à l'insuffisance de la nourriture.

Malheureusement ceux qui en ont le plus besoin, n'en disposent pas, ou bien ils ont le tort impardonnable d'en faire usage et abus, en dehors du repas, sans faire la part de la famille. Ils boivent le vin quand il n'est pas question de forces à réparer, le jour fixé pour le repos, et trop souvent encore le lendemain.

La bière engraisse et rafraîchit, tandis que le vin réchauffe et fait du sang.

Quant à l'alcool, quel que soit le nom sous lequel il se cache, des recherches récentes l'ont démontré, il traverse notre corps sans être modifié ; il joue simplement le rôle d'excitant, utile quelquefois, dangereux le plus souvent. L'alcool ne nourrit pas, non plus qu'un coup de fouet ne nourrit un cheval, tout en le faisant mieux marcher. Et qu'arrive-t-il quand la ration de coups de fouet est appliquée et augmentée tous les jours ! L'animal, sensible d'abord au moindre attouchement, s'habitue peu à peu au choc douloureux de la lanière, et ne fait plus d'efforts pour hâter le pas ; la main frappe encore, frappe toujours, jusqu'à ce que la bête tombe et meurt sous les coups.

Je termine, Mesdames et Messieurs, sans vous avoir servi le dessert, mais les pâtisseries sont lourdes après le repas, et les fruits, si digestibles qu'ils soient, ne sont pas de saison. Les rigueurs de l'hiver dernier ont même rendu bien problématique la récolte prochaine.

D'ailleurs, le dessert est un luxe qui ne serait pas de mise avec les aliments que je vous ai présentés. Il a sans doute un avantage incontestable : on en menace de privation les enfants qui ne veulent pas manger leur soupe.

J'espère n'avoir besoin d'aucune menace pour que vous teniez compte des conseils que je vous ai offerts simplement ; et vous voudrez bien à l'occasion vous rappeler le repas que nous venons de faire ensemble, sans cérémonie, et, comme l'on dit, à la fortune du pot. (Applaudissements prolongés).